Frédéric Lador, Roch Ogier

ERSTE HILFE

AF177777

Aus dem Französischen von Marco Ambühl
Mit Zeichnungen von Mix & Remix

Die Originalausgabe erschien 2011 unter dem Titel *Premiers secours* bei Editions Médecine & Hygiène, CH-1225 Chêne-Bourg

© 2011 by Editions Médecine & Hygiène

Lektorat: Dr. Klaus Reinhardt

Herstellung: Peter E. Wüthrich

Umschlaggestaltung: Claude Borer, Basel

Fotos: Marc Ninghetto

Druckvorstufe: Silvia Francia, Atelier BLVDR Genève

Druck und buchbinderische Verarbeitung: Kösel, Krugzell-Altusried

Printed in Germany

Bibliografische Information der Deutschen Nationalbibliothek

Die Deutsche Nationalbibliothek verzeichnet diese Publikation in der Deutschen Nationalbibliografie; detaillierte bibliografische Daten sind im Internet über http://dnb.d-nb.de abrufbar.

Anregungen und Zuschriften bitte an:

Verlag Hans Huber

Lektorat Medizin/Gesundheit

Länggass-Strasse 76

CH-3000 Bern 9

Tel: 0041 (0)31 300 4500

Fax: 0041 (0)31 300 4593

verlag@hanshuber.com

www.verlag-hanshuber.com

1. Auflage 2012

© 2012 by Verlag Hans Huber, Hogrefe AG, Bern

ISBN 978-3-456-85126-6

Inhalt

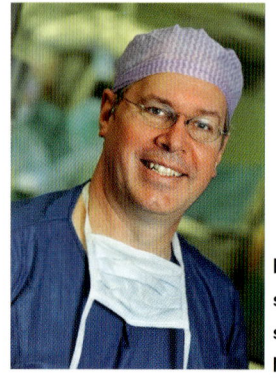

Prof. Dr. med. Thierry Carrel
Direktor der Universitätsklinik für Herz- und Gefässchirurgie
Inselspital, Universitätsspital Bern

Erste Hilfe ist erlernbar, aber für den Laienhelfer weder Hobby noch Beruf. Bei Unglück und Not Hilfe zu leisten, sollte selbstverständlich sein. Wer im Unglücksfalle darauf vertraut, dass ihm ein Mitmensch schnell und sachgemäss zur Seite steht, sollte auch selbst anderen in Not helfen können.

Der Ersthelfer soll erst erkennen, überlegen und dann handeln. Seine Erste-Hilfe-Leistung ist das erste Glied einer oftmals langen Behandlungskette, die nur so stark sein kann wie ihr schwächstes Glied. Sie als Retter müssen keine schwierigen Diagnosen stellen. Oft haben Laienhelfer Angst, etwas falsch zu machen oder den Verletzten noch mehr zu schädigen. Trotz einer heute unüberschaubaren Zahl von Erkrankungen – um echte lebensbedrohliche Zustände frühzeitig zu erkennen und Erste Hilfe zu leisten genügt ein überschaubares Arsenal an Tipps und Tricks. Wenn Sie ein paar Regeln beherzigen, brauchen Sie keine Angst zu haben!

Im Gegenteil: Es gibt im Leben nichts Schöneres, als Menschen in Not zu helfen. Deshalb gibt es diesen Erste-Hilfe-Ratgeber. Hier werden die häufigsten Situationen wie Herzinfarkt oder Schlaganfall und Techniken wie die stabile Seitenlage oder Mund-zu-Mund-Beatmung erklärt. Ihre Erste Hilfe bei Atemstillstand, Erstickungsgefahr, Blutungen, Schock und Ohnmacht kann Leben retten. Professionelle Hilfe unter sachkundiger Anleitung eines Experten – mit diesem Ratgeber, der von Medizinern verfasst wurde, sind Sie auf Notfälle vorbereitet.

Zeigen Sie Herz und helfen Sie!

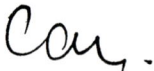

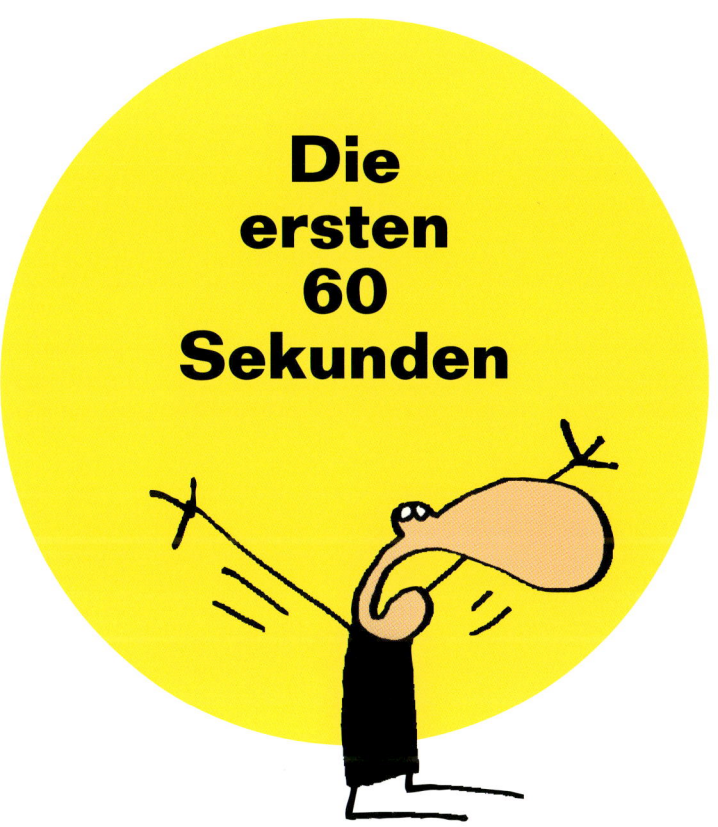

Die ersten 60 Sekunden

Sie begegnen einem

Kranken

oder einem

Unfallopfer:

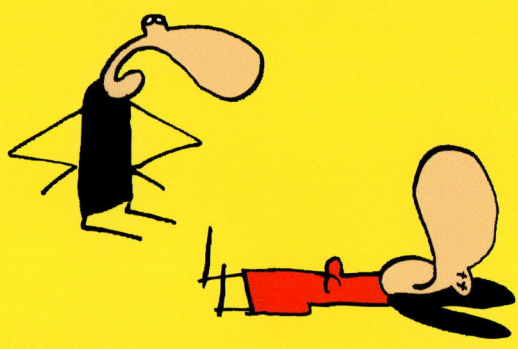

Keine Panik!

Sichern Sie den Ereignisort

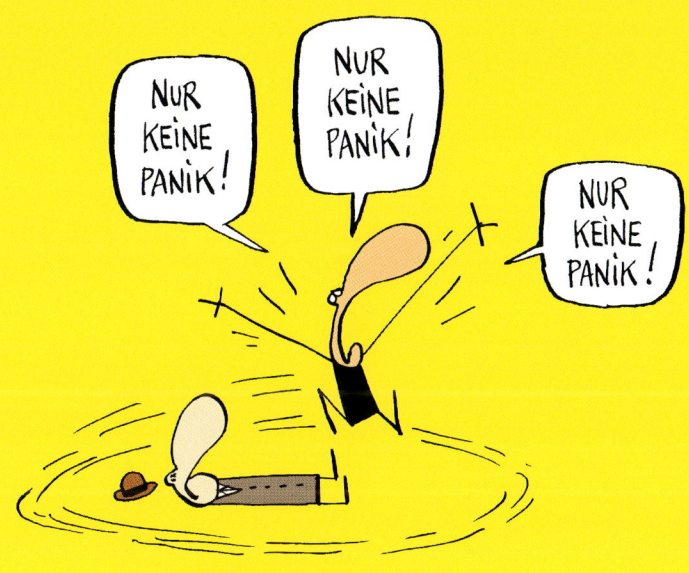

und folgen Sie dem Handbuch.

Die zwei wichtigsten Fragen:

1. Ist die Person bei Bewusstsein?

2. Atmet sie?

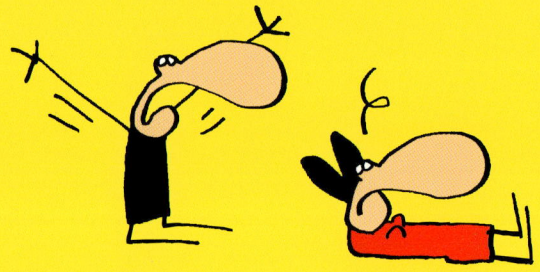

Es gibt drei Möglichkeiten: Die Person ist

1. bewusstlos und atmet nicht

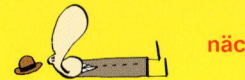

nächste Seite

2. bewusstlos, atmet aber normal

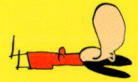

Seite 29

3. wach

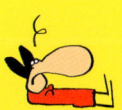

Seite 33

Bewusstlose Person, die nicht atmet:

Notruf absetzen

CH: 144 – EU: 112 – USA: 911

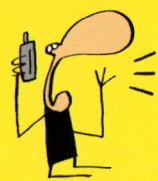

Defibrillator (AED) holen oder bringen lassen

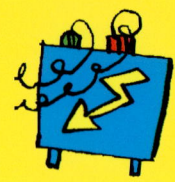

Während Sie auf den Defibrillator warten,
beginnen Sie sofort mit der

Herzmassage

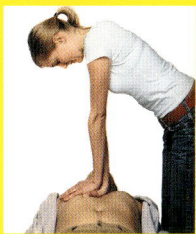

Technik siehe Seite 20

Falls Sie es gelernt und geübt haben, sollten Sie den Patienten auch

beatmen

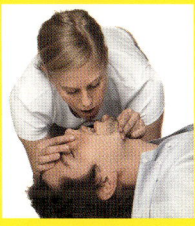

Technik siehe Seite 22

Sobald vorhanden, sollte der
Defibrillator

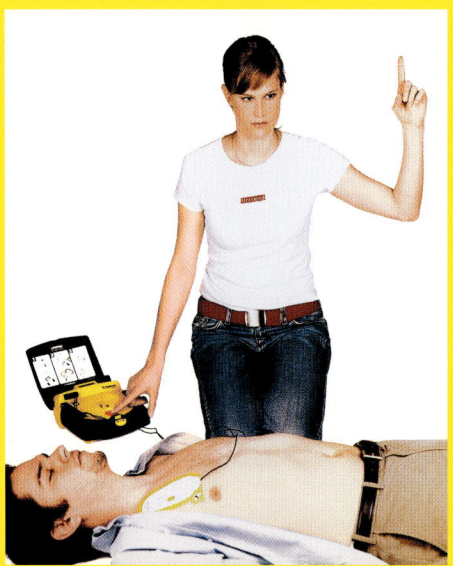

gestartet und angeschlossen werden
Technik siehe Seite 24

Reanimationsschema
(für Erwachsene, Kinder und Säuglinge ab 1 Monat)

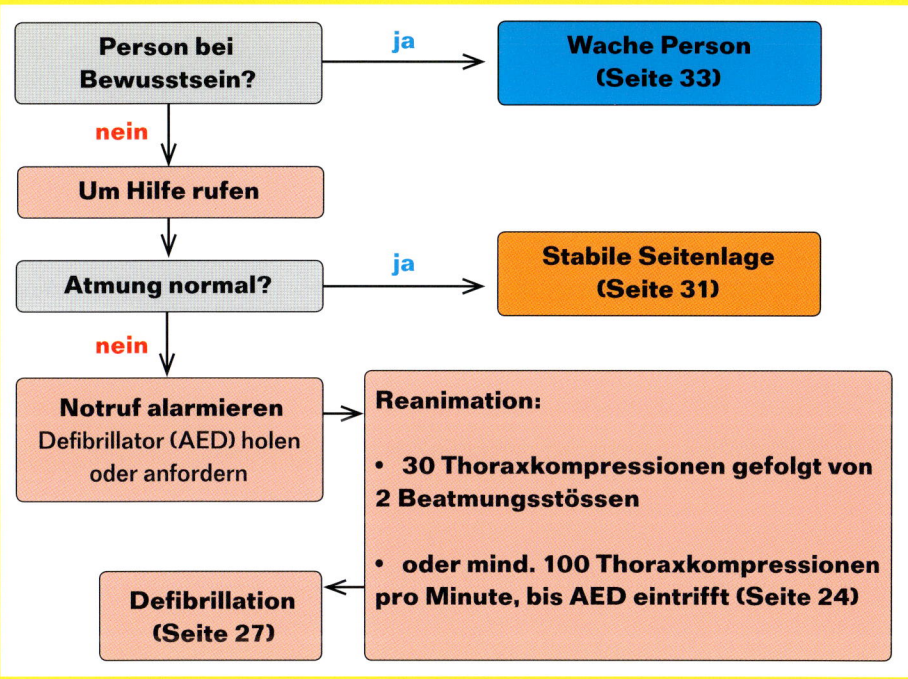

Adaptierter Algorithmus des Swiss Resuscitation Council (SRC)

Die Top 5 der falschen Reaktionen

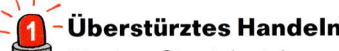

Überstürztes Handeln
Machen Sie sich nicht zu einem zusätzlichen Opfer!

Alarmierung vergessen
Vergewissern Sie sich, dass der Notruf abgesetzt wurde. Gehen Sie nie davon aus, dass andere das schon gemacht haben. Sie werden sich sonst schnell sehr alleine fühlen.

Stabile Seitenlage bei einer Person, die nicht atmet
Dies könnte tödlich sein.

Bewegen von wachen Unfallopfern
Vorsicht Wirbelsäule!

Nichts tun oder weggehen
Sie können sich immer nützlich machen!

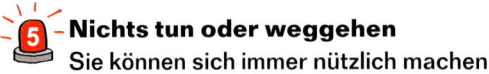

Die Top 5 der richtigen Reaktionen

Sichern der Unfallstelle
vor Gefahren für Helfer und Opfer

Alarmieren des Rettungsdienstes
(CH: 144 – EU: 112 – USA: 911)

Stabile Seitenlage für bewusstlose Patienten mit normaler Atmung
Schützen Sie das Opfer vor Kälte oder direkter Sonneneinstrahlung

Sofortige Reanimation (Herzmassage und Beatmung)
bei bewusstlosen Patienten **ohne selbständige Atmung**

Wache Unfallopfer nicht bewegen
– ausser es drohen weitere Gefahren (z.B. Feuer)

16 NOTIZEN

Eine bewusstlose Person atmet nicht

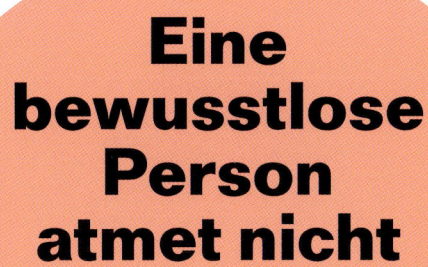

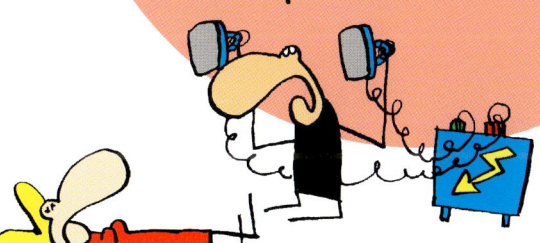

Kreislaufstillstand – Wie erkenne ich ihn?

Die betroffene Person ist bewusstlos.
Die betroffene Person atmet nicht normal.

Gut zu wissen: **Was ist Schnappatmung**

Schnappatmung ist eine Atemform, die häufig als normale Atmung missverstanden wird. Sie ist unregelmässig, langsam und oberflächlich. Es handelt sich um einen Reflex, welcher selbst bei Kreislaufstillstand manchmal auftreten kann. Verwechseln Sie diese Atemform nicht mit der Eigenatmung und verzichten Sie nicht auf die lebenswichtige Reanimation! Richtigerweise handelt es sich um ein Warnzeichen des Körpers, das eine sofortige Aufnahme der Herzmassage und Beatmung zur Folge haben muss.

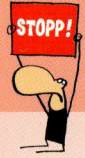

Achtung

Die Herzmassage braucht viel Kraft. Idealerweise sollten sich die Helfer alle 2 Minuten abwechseln, um eine optimale Qualität der Wiederbelebung zu gewährleisten.

Richtig oder falsch?
Einen Kreislaufstillstand erkennt man nur durch Pulsmessung

Falsch! Der Puls kann sehr schwer zu beurteilen sein, besonders in einer Notfallsituation. Fälschlicherweise einen Puls zu tasten bei einer Person, die keinen hat, und deshalb die Herzmassage nicht durchzuführen, kann tödlich sein. Deshalb genügt eine fehlende Atmung oder Schnappatmung als indirektes Zeichen des Kreislaufstillstandes. Wer nicht atmet, wird wiederbelebt.

Massnahmen bei Kreislaufstillstand

- Rufen Sie um Hilfe.
- Lassen Sie sich einen Defibrillator bringen.
- Alarmieren Sie den Rettungsdienst
  (CH: 144 – EU: 112 – USA: 911).
- Beginnen Sie sofort mit der Herzmassage (Seite 20).
- Beatmen Sie die Person jeweils 2-mal nach 30 Thoraxkompressionen (Seite 22).
- Sobald ein Defibrillator vorhanden ist, schalten Sie diesen ein und verwenden Sie ihn gemäss Anweisungen (S. 24).

Gut zu wissen: Definitionen

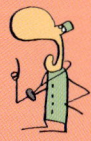

CPR bzw. **HLW**: «cardiopulmonary resuscitation» bzw. «Herz-Lungen-Wiederbelebung», die Kombination von Beatmung und Herzmassage (korrekt «Herzdruckmassage»).
BLS: «basic life-support», «grundlegende lebenserhaltende Massnahmen», umfasst nicht nur CPR, sondern auch spezielle Massnahmen bei Herzinfarkt, Hirnschlag oder Bewusstlosigkeit mit Atmung. Daher wurden die Kursbezeichnungen CPR oder HLW durch BLS ersetzt.
AED: «automatisierter externer Defibrillator», Geräte, welche die Defibrillation (Elektroschock) für Laien handhabbar machen. Sie sind einfach zu bedienen und sehr sicher.

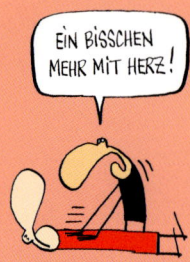

Die Herzmassage

Legen Sie den Betroffenen mit dem Rücken auf eine harte Oberfläche. Der Brustkorb muss vollständig von Kleidern und Schmuck befreit werden. Knien Sie sich seitlich auf Höhe der Schultern des Betroffenen nieder.

1 Legen Sie den Handballen auf das Brustbein, in der Mitte des Brustkorbs (zwischen den Brustwarzen). Legen Sie Ihre zweite Hand auf die erste.

2 Halten Sie Ihre Arme durchgestreckt senkrecht über dem Brustkorb des Betroffenen.

Benutzen Sie das Gewicht Ihres Oberkörpers, um eine Drucktiefe von mindestens 5 cm zu erlangen. Lassen Sie den Brustkorb anschliessend wieder in seine Ruheposition zurückkehren.
Führen Sie abwechselnd 30 solcher Thoraxkompressionen und 2 Beatmungen (falls Sie damit vertraut sind) durch, oder setzen Sie die Herzmassage durchgehend fort.
Die Geschwindigkeit sollte mindestens 100 Kompressionen pro Minute betragen.

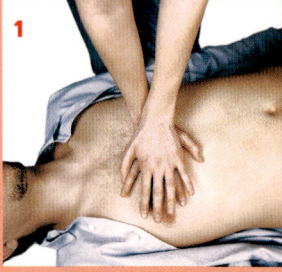

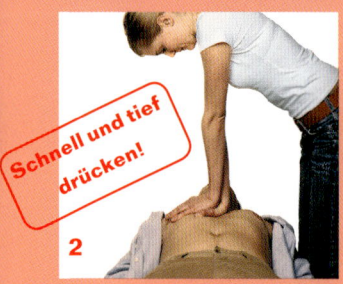

Schnell und tief drücken!

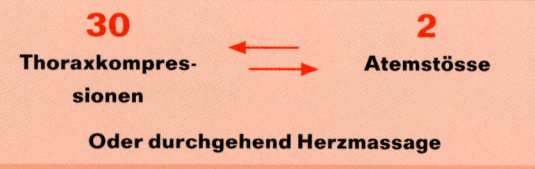

30		2
Thoraxkompres-sionen	← →	**Atemstösse**

Oder durchgehend Herzmassage

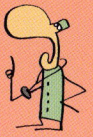

Richtig oder falsch?
Bei Ertrunkenen muss man die Lunge zuerst vom Wasser befreien

Falsch! Dieses Vorgehen – wie es in Filmen oft demonstriert wird – ist nutzlos und sogar gefährlich. Die meisten Ertrunkenen verschlucken nur wenig oder gar kein Wasser. Im Gegensatz hierzu ist es viel wichtiger, dass unverzüglich mit der Reanimation begonnen wird.

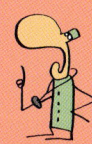

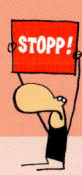

Achtung!

Wenn jemand die Mund-zu-Mund- oder Mund-zu-Nasen-Beatmung nicht beherrscht oder nicht durchführen will, darf **ununterbrochen Herzmassage** durchgeführt werden.

Zum Verständnis: Warum ist die Herzmassage bei Kreislaufstillstand wichtiger als die künstliche Beatmung?

Bei einem Kreislaufstillstand ist es von grösster Wichtigkeit, dass das Blut mit Hilfe der Herzmassage im Körper verteilt wird. Die Sauerstoffreserven des Körpers sind in den ersten Minuten beträchtlich, und mit einer Beatmung vor der Herzmassage würden nur wertvolle Sekunden verloren gehen. Ausserdem ist die Herzmassage viel einfacher zu erlernen als eine korrekte Beatmung und kann im Ernstfall daher auch rascher begonnen werden.

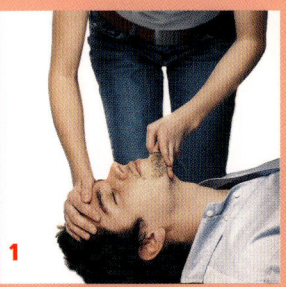

1

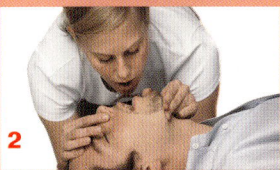

2

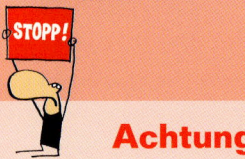

Achtung

Vermeiden Sie zu starke oder
zu schnelle Atemstösse.
Damit könnte die Luft in den
Magen gelangen und Erbrechen
hervorrufen.
Der Betroffene könnte daran
ersticken!

Die künstliche Beatmung

Befreien Sie die Atemwege: Legen
Sie eine Hand auf die Stirn und zwei
Finger der anderen Hand ans Kinn
des Opfers. Überstrecken Sie den
Kopf vorsichtig in den Nacken, um
die Atemwege von einer zurückfal-
lenden Zunge zu schützen (1).

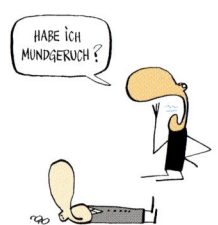

Verschliessen Sie den Mund des
Opfers komplett mit dem Daumen und umschliessen Sie die
Nase mit dem eigenen Mund komplett (Mund-zu-Nase). Oder
verschliessen Sie die Nase mit Daumen sowie Zeigefinger und
bedecken Sie den Mund des Opfers vollständig mit dem
eigenen (Mund-zu-Mund, 2).

Beatmen Sie den Patienten jeweils 2-mal in kurzem Abstand
(Dauer: je 1 Sekunde), bis sich der Brustkorb des Betroffenen
leicht anhebt.

Um einen direkten Kontakt mit dem Betroffenen zu vermeiden,
kann man eine Taschenmaske oder eine Beatmungsfolie
benutzen – solange sich dadurch der Beginn der Wiederbelebung nicht verzögert.

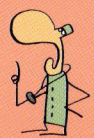

Zum Verständnis: der Nutzen der Herz-Lungen-Wiederbelebung

Eine Herzmassage alleine führt praktisch nie zu einem selbständigen Wiedereinsetzen der Herzfunktion. Hingegen ersetzt sie die Pumpfunktion des Herzens und lässt das Blut im Körper zirkulieren (Sauerstoff durch die Atemspende). So steigert die Herz-Lungen-Wiederbelebung die Überlebenschancen durch Schutz der lebenswichtigen Organe, bis zur Ankunft eines Defibrillators und/oder professioneller Hilfe.

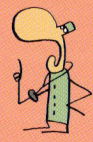

Gut zu wissen: Kinderreanimation

Der Ablauf der Reanimation (Herzmassage, Beatmung, Defibrillation) ist bei Kindern ab 1 Jahr mehr oder weniger gleich wie bei Erwachsenen. Die Tiefe der Kompressionen und Menge der Beatmung muss einfach der Grösse des Kindes angepasst werden.

Die automatisierte externe Defibrillation (AED)

Führen Sie die Basismassnahmen bis zur Ankunft des Defibrillators ununterbrochen fort.

1 **Einschalten** und Anweisungen des Gerätes befolgen.

2 **Elektroden** direkt auf die nackte und trockene Haut des Brustkorbs kleben, gemäss Abbildungen auf den Elektroden.

3 Falls das Gerät den Elektroschock empfiehlt, heben Sie die Hand und sagen laut und deutlich mehrmals „**Hände weg!** Niemand berührt das Opfer!"

4 Sobald das Gerät aufgeladen ist, drücken Sie den blinkenden Knopf **SCHOCK.**

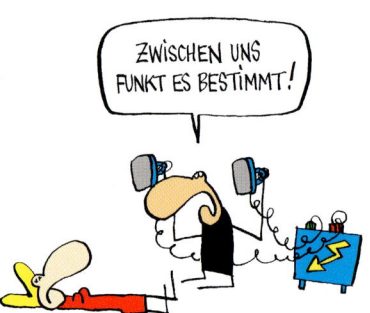

Nach der Schockabgabe weitere Anweisungen des Gerätes befolgen.

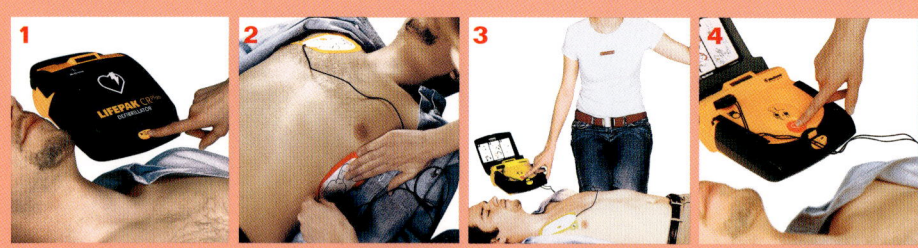

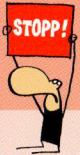

Achtung

Der Brustkorb des Betroffenen muss nackt sein. Entfernen Sie alle sichtbaren Arzneimittel-Pflaster (Nitroglyzerin, Nikotin, usw.). Ein sehr behaarter Brustkorb muss entweder rasiert oder mithilfe eines zweiten Elektrodenpaares enthaart werden. Nasse Haut sollte abgetrocknet werden.

Das Opfer und die Helfer sollten möglichst vor Nässe geschützt werden.

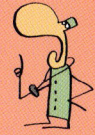

Richtig oder falsch?
Der Gebrauch des Defibrillators ist Ärzten vorbehalten, da es ein kompliziertes Gerät ist

Falsch! Die automatisierten externen Defibrillatoren (AED) sind laientauglich und analysieren den Herzrhythmus des Betroffenen selbständig. Je nach Resultat geben sie entsprechende Anweisungen für die nächsten Schritte. Wenn das Gerät einen Herzrhythmus erfasst, der einen elektrischen Schock benötigt – z.B. Kammerflimmern (siehe nächste Seite) –, wird die Schockabgabe vorbereitet. Andernfalls bleibt das Gerät blockiert, und die Abgabe eines Schocks ist nicht möglich. Diese Technologie macht die Defibrillation sehr sicher und für alle durchführbar.

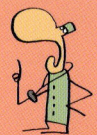

Verständnis: der Nutzen der Defibrillation

In vielen Fällen führt ein **Kammerflimmern** zum Herzstill-stand. Hierbei handelt es sich um eine vollkommen unkontrol-lierte elektrische Erregung des Herzens, welche dessen normales Funktionieren verhindert.

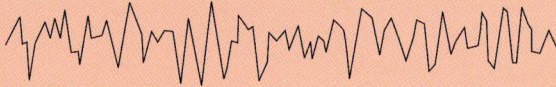

Kammerflimmern

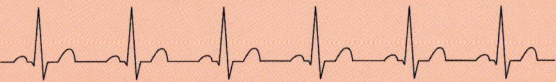

Normaler Rhythmus

Die wirkungsvollste Methode – und oft die einzige –, diesen unkontrollierten Rhythmus zu beenden, ist, das Herz einem heftigen elektrischen Schock auszusetzen: die Defibrillation.

Der Defibrillator, welcher dies ermöglicht, muss bei Kreislauf-stillstand so schnell wie möglich vor Ort sein; die Überlebens-chance des Betroffenen hängt davon ab.

Defibrillationsschema

(für Erwachsene, Kinder und Säuglinge ab 1 Monat)

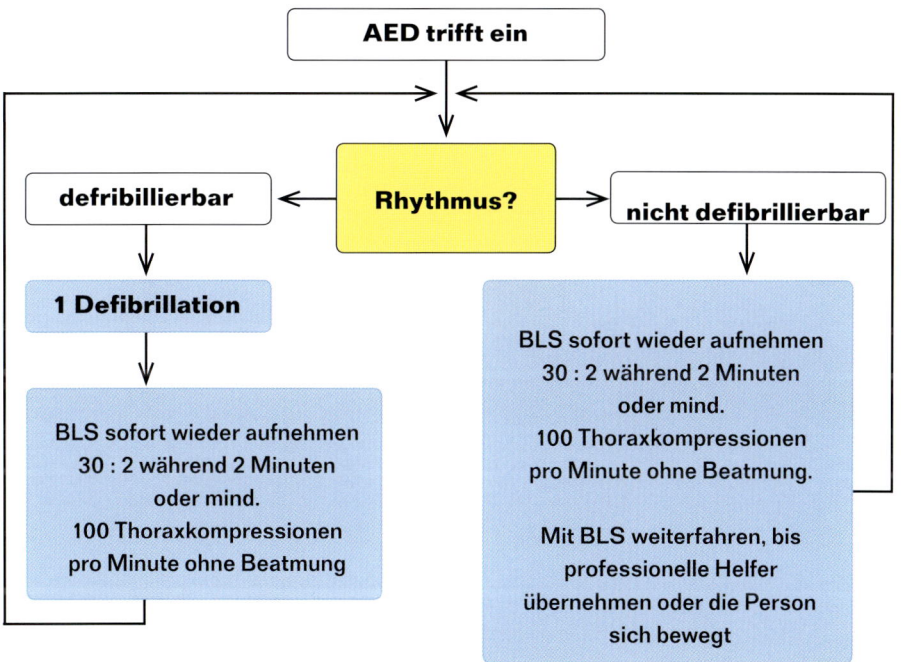

Adaptierter Algorithmus des Swiss Resuscitation Council

Eine bewusstlose Person, die aber atmet

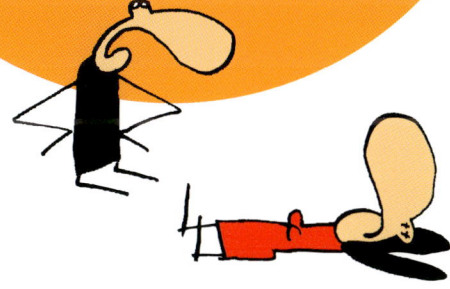

„... SIE SCHEINT SICH NICHT BEWUSST ZU SEIN, DASS SIE BEWUSSTLOS IST!"

Bewusstlosigkeit erkennen

Das Opfer antwortet nicht und reagiert nicht auf Weckversuche.

Massnahmen bei Bewusstlosigkeit

- Um Hilfe rufen.
- Atmung prüfen: das Opfer atmet ruhig und regelmässig.
- Legen Sie das Opfer in die stabile Seitenlage (siehe nächste Seite).
- Alarmieren Sie den Rettungsdienst (CH: 144 – EU: 112 – USA: 911).
- Suchen und behandeln Sie allfällige Blutungen (Seite 60).
- Decken Sie das Opfer zu und schützen Sie es vor Kälte sowie direkter Sonneneinstrahlung.

Die stabile Seitenlage (SSL)

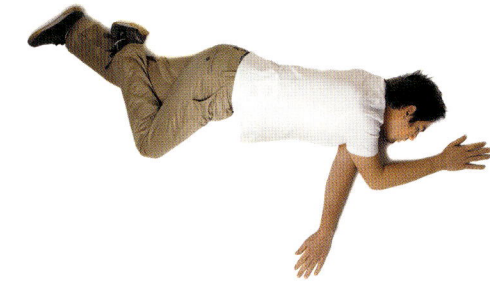

Bringen Sie die bewusstlose Person vorsichtig in die Seitenlage, indem Sie den ganzen Körper um die Längsachse drehen.

Stabilisieren Sie die Position wie auf dem Foto abgebildet.

Legen Sie den Kopf vorsichtig nach hinten und drehen Sie ihn so, dass der Mund Richtung Boden schaut.

Kontrollieren Sie die Atmung regelmässig bis zur Ankunft des Rettungsdienstes!

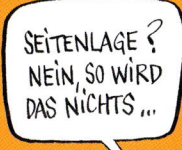

SEITENLAGE?
NEIN, SO WIRD
DAS NICHTS ...

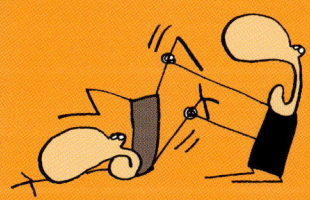

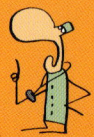

Gut zu wissen: **der Nutzen der stabilen Seitenlage**

Bei einer bewusstlosen Person erschlafft die Muskulatur; so kann die Zunge nach hinten fallen und die Atemwege blockieren, wenn die Person auf dem Rücken liegt. Ein Opfer kann auch an Erbrochenem ersticken.
Die **SSL** ermöglicht, diese Risiken zu vermeiden: der Kopf ist in den Nacken überstreckt, und der Weg vom Magen bis zum Mund bleibt offen.

Eine wache Person klagt über Unwohlsein

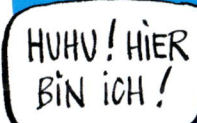

Herzinfarkt Der Verdacht besteht bei:

- Brustschmerz
- Schmerzen im linken Arm
- Schmerzen im Hals und/oder Kiefer
- Kurzatmigkeit
- Kaltschweissigkeit.

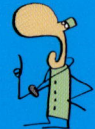

Gut zu wissen:
Kardiovaskuläre Risikofaktoren und Herzinfarkt

Das Risiko einer kardiovaskulären Erkrankung (z.B. Herzinfarkt, Schlaganfall) wird durch mehrere Faktoren begünstigt. Das sind:

- Rauchen
- erhöhtes Cholesterin
- Bluthochdruck
- Bewegungsmangel
- Diabetes (Zuckerkrankheit)
- Übergewicht.

Diese Faktoren beschleunigen die Verkalkung der Arterien, welche sich letztendlich verschliessen können. Wenn sich das in einer Herzkranzarterie ereignet, die das Herz durchblutet, stirbt aufgrund von Sauerstoffmangel ein Teil des Herzmuskels ab: dies ist der Herzinfarkt. Die Schädigung des Herzmuskels erzeugt meistens einen starken Brustschmerz.
Ein absoluter Rauchstopp, eine ausgewogene Ernährung und regelmässige körperliche Betätigung sind einfache und sehr wirksame Methoden, seine Arterien zu schützen und das Leben zu verlängern.

Massnahmen bei Herzinfarkt

- **Alarmieren Sie den Rettungsdienst:**
  (CH: 144 – EU: 112 – USA: 911).
- Der Betroffene sollte sich so hinlegen oder
  hinsetzen, dass es ihm möglichst bequem ist und
  der Oberkörper leicht hochgelagert wird.
- Jegliche Anstrengung ist strikt zu vermeiden.
- Helfen Sie dem Opfer, seine Medikamente einzunehmen.
- Beobachten Sie den Betroffenen ununterbrochen.

Achtung

Bei starkem Brustschmerz
immer an einen Herzinfarkt
denken und ärztliche
Abklärung in Anspruch nehmen.
Bei weniger typischen
Schmerzen oder bei kleinstem
Zweifel zögern Sie nicht,
die Rettungsleitstelle zwecks
weiterer Beratung anzurufen.

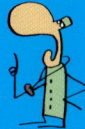

Gut zu wissen:
eine schwere Komplikation des Herzinfarktes

Während eines Herzinfarktes kann sich die Situation von einer
Minute zur anderen verschlechtern. Der Herzinfarkt kann
nämlich eine Herzrhythmusstörung verursachen, welche zum
Kreislaufstillstand führen kann: das Kammerflimmern (siehe
Seite 26).

Blutdruckabfall und Unterzuckerung

Man erkennt sie an:

- Blässe
- Herzklopfen
- Schwitzen
- Schwindel
- Übelkeit
- Schwäche
- manchmal einem kurzen Bewusstseinsverlust (Synkope).

Massnahmen bei Blutdruckabfall oder Unterzuckerung

- Legen Sie den Betroffenen hin.
- Lockern Sie die Kleidung.
- Wenn der Betroffene völlig bei Bewusstsein ist, können gezuckerte Getränke gegeben werden (keine „light"-Produkte).
- Falls der Patient das Bewusstsein nicht sofort wieder erlangt, handeln Sie gemäss Reanimationsschema (Seite 13).

Gut zu wissen:
Zucker geben

Die Zuckergabe ist insbesondere bei einer Unterzuckerung sehr wirkungsvoll. Auch wenn genügend Zucker im Blut sein sollte, ist Zucker bei einer wachen Person überhaupt nicht gefährlich.

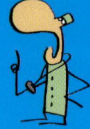

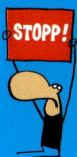

Achtung

Suchen Sie ärztliche Beratung auf, falls:

- die Situation sich nicht rasch verbessert (z.B. Bewusstseinsstörungen)
- der Betroffene Atemstörungen aufweist
- der Betroffene in den vorhergehenden 24 Stunden einen Schlag auf den Kopf erhalten hat.

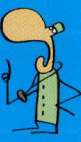

Richtig oder falsch?

Einem Diabetiker darf man im Falle eines Unwohlseins nie Zucker geben

Falsch! Diabetiker haben zwar meistens zu viel Zucker im Blut (Hyperglykämie). Ein Unwohlsein ist jedoch oft die Folge einer Unterzuckerung (Hypoglykämie), verursacht durch die Insulinspritzen (ein Hormon, das den Blutzuckerspiegel senkt). Deshalb muss man Zucker geben, da eine Hypoglykämie schnell sehr gefährlich sein kann!

Atemnot und Erstickungsgefahr

Man erkennt sie an:

- erschwerter oder unmöglicher Atmung
- Unfähigkeit zu sprechen: der Betroffene hat die Hände am Hals und antwortet mit einem Kopfnicken, wenn man ihn fragt, ob er keine Luft bekommt
- Unfähigkeit zu husten
- pfeifenden Geräuschen bei der Atmung.

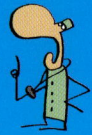

Gut zu wissen:
übergewichtige Personen und schwangere Frauen

Wenn das Heimlich-Manöver (nächste Seite) schwer durchführbar ist (übergewichtige Personen) oder wenn es riskant ist (schwangere Frauen), kann man anstatt des Bauches auch den Brustkorb zusammendrücken.

Massnahmen bei Erstickungsgefahr

- Aufforderung zum Husten.
- Den Betroffenen vornüberbeugen.
- Mit der Handfläche zwischen seine Schulterblätter schlagen.
- Heimlich-Manöver.
- Wenn der Betroffene das Bewusstsein verliert, Vorgehen gemäss Schema Seite 13.
- Keine Getränke! Dies könnte die Situation verschlimmern!

Das Heimlich-Manöver

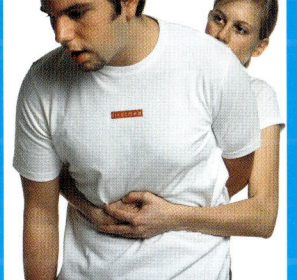

- Stellen Sie sich hinter den Betroffenen und platzieren Sie die Faust oberhalb seines Bauchnabels und unterhalb des Rippenbogens.
- Umschliessen Sie die Faust mit der anderen Hand.
- Ziehen Sie die Faust ruckartig zum eigenen Körper hin und nach oben. Achten Sie darauf, die Rippen nicht zu berühren.
- Wiederholen Sie dieses Manöver so oft wie erforderlich.
- Eine ärztliche Untersuchung ist in jedem Fall angezeigt.

Vergiftung

Die Erscheinungsbilder sind sehr unterschiedlich, abhängig vom Gift, zum Beispiel:

- Bewusstseinsstörungen
- Verhaltensstörungen
- Übelkeit, Erbrechen, Durchfall
- Krämpfe.

Man muss auch an eine Vergiftung denken, wenn mehrere Personen die gleichen Symptome aufweisen.

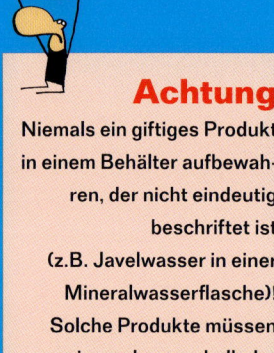

Achtung

Niemals ein giftiges Produkt in einem Behälter aufbewahren, der nicht eindeutig beschriftet ist (z.B. Javelwasser in einer Mineralwasserflasche)! Solche Produkte müssen zwingend ausserhalb der Reichweite von Kindern aufbewahrt werden!

Massnahmen bei Vergiftungen

- Befragen Sie den Betroffenen und andere Anwesende: Welches Produkt? Welche Menge? Um welche Zeit?
- Bewahren Sie die Verpackungen auf, auch wenn sie leer sind, und zeigen Sie sie dem medizinischem Fachpersonal.
- Wenn der Betroffene unter Bewusstseinsstörungen, Übelkeit oder Erbrechen leidet, legen Sie ihn in die stabile Seitenlage (Seite 31).
- **Alarmieren Sie den Rettungsdienst:** (CH: 144 – EU: 112 – USA: 911), oder rufen Sie für alle anderen Information das toxikologische Informationszentrum an: Tel. 145 (Im Ausland via Notrufnummer 112 / 911 etc. verbinden lassen).

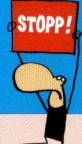

Achtung

- **Nichts unternehmen ohne ärztliche Anweisung!**
- **Nicht zum Erbrechen bringen!**
- **Nichts zu trinken geben!**
Sie könnten so die Situation verschlimmern.

Epileptischer Krampfanfall

Man erkennt ihn an:

- Bewusstseinsverlust
- Muskelkrämpfe
- Zittern des ganzen Körpers
- Schaum vor dem Mund
- Zungenbiss
- Urinabgang.

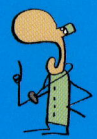

Gut zu wissen:
was ist ein epileptischer Anfall?

Der epileptische Anfall ist eine vollkommen anormale elektrische Gehirnaktivität. Alle Gehirnzellen (Neuronen) sind erregt. Dieser Zustand führt zur Bewusstlosigkeit und zu einer unwillkürlichen und rhythmischen Anspannung aller Muskeln des Körpers.

Massnahmen bei epileptischem Krampfanfall

- **Alarmieren Sie den Rettungsdienst:**
  (CH: 144 – EU: 112 – USA: 911),
  besonders wenn der Anfall länger als 5 Minuten dauert! Eine
  genaue Zeitangabe der Krampfdauer ist für die
  Rettungskräfte von grosser Bedeutung.
- Räumen Sie alle Gegenstände aus dem Weg, welche
  Verletzungen verursachen könnten.
- Versuchen Sie nicht, den Betroffenen festzuhalten!
- Stecken Sie nichts in seinen Mund!
- Legen Sie den Betroffenen nach dem Anfall in die stabile
  Seitenlage (Seite 31).
- Beobachten Sie den Betroffenen, bis er wieder vollkommen
  bei Bewusstsein ist.

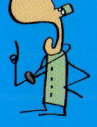

Richtig oder falsch? Epileptische Anfälle werden sehr oft durch Videospiele oder vom Licht in Diskotheken (Stroboskope) ausgelöst

Falsch! Solche Fälle kommen vor, sind aber selten. Ein epileptischer Anfall kann durch viele andere Faktoren ausgelöst werden: Alkohol, Medikamente, Drogen, Gewalteinwirkung auf den Kopf, Schlafmangel usw.

Hirnschlag

Man erkennt ihn am plötzlichen Auftreten von z. B.:

- Lähmung einer Körperhälfte
- Lähmung einer Gesichtshälfte (der Mundwinkel hängt auf einer Seite herab)
- Sprachstörungen (eine unverständliche Sprache oder die Unfähigkeit zu sprechen)
- Sehstörungen
- Bewusstseinsstörungen
- Gleichgewichtsstörungen.

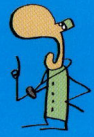

Richtig oder falsch?

Ein Schlaganfall ist immer von Kopfschmerzen begleitet

Falsch! In den meisten Fällen ist der Kopfschmerz nicht das Hauptsymptom eines Schlaganfalls. Das Gehirn – wo fast alle Nervenzellen des Körpers liegen – ist selber nicht mit Nervenenden ausgestattet; so kann es keinen Schmerz empfinden! Jedoch können bestimmte Arten von Schlaganfällen, wie Aneurysma-Rupturen (siehe nächste Seite), starke Kopfschmerzen verursachen.

Massnahmen bei Hirnschlag

- **Alarmieren Sie den Rettungsdienst:**
  (CH: 144 – EU: 112 – USA: 911).
- Legen Sie den Betroffenen auf den Rücken, mit dem Oberkörper leicht erhöht.
- Wenn der Betroffene das Bewusstsein verliert, gehen Sie gemäss Reanimationsschema (Seite 13) vor.

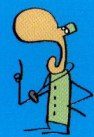

Achtung
Die im Krankenhaus für einen Schlaganfall zur Verfügung stehenden Behandlungen müssen so schnell wie möglich durchgeführt werden, um wirksam zu sein. Deshalb muss der Notruf schnellstens abgesetzt werden.

Gut zu wissen:
Was ist ein Hirn-Aneurysma?

Ein Hirn-Aneurysma ist eine anormale, ballonartige Erweiterung der Wand einer Gehirnarterie. Deshalb ist diese Gefässwand schwächer und kann einreissen oder platzen (Aneurysma-Ruptur). Das Blut läuft in den Raum zwischen Gehirn und Schädel und verursacht plötzlich auftretende, vernichtende Kopfschmerzen, die oft mit Erbrechen einhergehen. Eine Aneurysma-Ruptur ist ein absoluter Notfall und muss sofort behandelt werden!

Asthmaanfall

Man erkennt ihn an:

- schwerer Atmung
- pfeifender Atmung
- Schwierigkeit zu sprechen
- manchmal Husten.

Massnahmen bei Asthmaanfall

- Setzen Sie den Betroffenen hin und beruhigen Sie ihn.
- Lockern Sie seine Kleidung.
- Helfen Sie dem Betroffenen, seine verordneten Medikament einzunehmen (z. B. Ventolin® Spray).
- **Alarmieren Sie den Rettungsdienst:**
  (CH: 144 – EU: 112 – USA: 911),
  wenn die Situation sich nicht schnell verbessert.
- Keinen Papier- oder Plastiksack vor den Mund!

Schwere allergische Reaktion (Anaphylaxie)

Man erkennt sie an:

- bekannte Allergien des Betroffenen (Bienenstiche, Meeresfrüchte, Erdnüsse, usw.)
- Anschwellen und Rötung des Gesichts
- Atemnot (Schwellung im Hals)
- Bauchschmerzen
- Übelkeit, Schwitzen, Blässe.

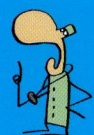

Massnahmen bei schwerer allergischer Reaktion

- **Alarmieren Sie den Rettungsdienst:** (CH: 144 – EU: 112 – USA: 911).
- Helfen Sie dem Betroffenen bei der Einnahme seiner anti-allergischen Medikamente oder beim Gebrauch seines Adrenalin-Autoinjektors (Epipen®).
- Wenn der Betroffene das Bewusstsein verliert, handeln Sie gemäss Reanimationsschema (Seite 13).
- Führen Sie nie selbständig einen Luftröhrenschnitt durch.

Gut zu wissen:
Insektenstiche

Insektenstiche können an der Einstichstelle oft eine lokale Schwellung verursachen, selbst wenn die Person keine bekannten Allergien hat. Kühlung der Region kann helfen – im Mund beispielsweise auch durch einen Eiswürfel. Bei starkem Juckreiz verordnet der Arzt eventuell eine kühlende Salbe oder ein anti-allergisches Medikament.

Eine wache Person, die einen Unfall erlitten hat

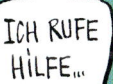

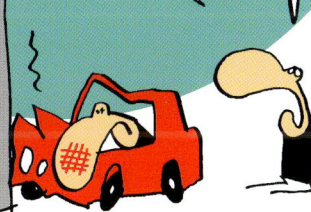

Beim Eintreffen an einem Unfallort denken Sie in erster Linie
an den Selbstschutz und die

Sicherung der Unfallstelle

Verkehrsunfälle: die Gefahren erkennen

Beurteilen Sie die Situation in Ruhe während einiger Sekunden, und verschaffen Sie
sich einen Überblick.

Erkennen Sie Gefahren für sich selbst, für andere Helfer und das Unfallopfer:

- Verkehr
- Elektrizität
- Feuer
- Blut
- giftige Substanzen (z.B. orangefarbene Warntafeln an einem Fahrzeug)
- Glasscherben usw.

Werden Sie nicht selbst zum Opfer, schützen Sie sich!

Achtung

Im Fall von unmittelbarer und unausweichlicher Gefahr
(Feuer, giftige Substanzen, usw.) müssen die Verletzten
unverzüglich aus der Gefahrenzone gebracht werden.
Benutzen Sie hierzu die Techniken, wie sie auf der
nächsten Seite beschrieben werden.

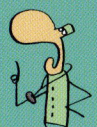

Massnahmen bei Verkehrsunfällen

- Ziehen Sie eine Warnweste an.
- Schalten Sie die Warnblinkanlage ein.
- Stellen Sie das Warndreieck auf.
- Lassen Sie einen weiteren Helfer alarmieren.
- Benutzen Sie Schutzhandschuhe aus Kunststoff.
- Entfernen Sie alle gefährlichen Gegenstände.
- Schalten Sie die Zündung der Unfallfahrzeuge aus und ziehen Sie die Handbremse an.
- **Alarmieren Sie den Rettungsdienst:** (CH: 144 – EU: 112 – USA: 911).

Rettungstechniken

Packen Sie das Unfallopfer am Unterarm **(1)** oder an den Knöcheln **(2)** und ziehen Sie es aus dem Gefahrenbereich.

Gut zu wissen: Unfälle auf der Autobahn

Wenn Sie den Notruf absetzen, nennen Sie den Streckenabschnitt, auf dem Sie sich befinden, und die Fahrtrichtung. Bleiben Sie hinter der Leitplanke, um das Warndreieck aufzustellen oder während Sie auf den Rettungsdienst warten.

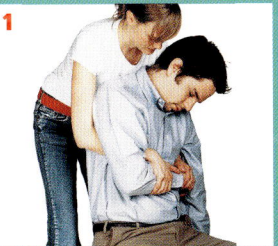

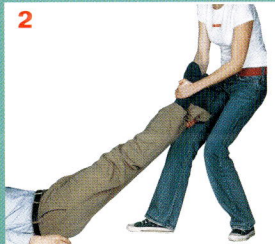

Wirbelsäulenverletzung
Der Verdacht darauf besteht

Erstens aufgrund der Umstände:

- Verkehrsunfall
- Sturz
- Gewalteinwirkung auf den Kopf
- „verdrehte" Lage des Betroffenen.

Zweitens aufgrund der Symptome:

- Kann der Betroffene seine Zehen nicht mehr bewegen?
- Kann der Betroffene seine Beine nicht mehr fühlen?
- Hat der Betroffene Schmerzen im Kopf, im Rücken oder im Nacken?

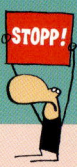

Achtung

Eine bewusstlose, aber selbständig atmende Person, bei der Verdacht auf eine Wirbelsäulenverletzung besteht, sollte durch mehrere Helfer unter Berücksichtigung der Kopf-Hals-Rumpf-Achse in die stabile Seitenlage (Seite 31) gebracht werden.

Massnahmen bei Wirbelsäulen-verletzung

- **Alarmieren Sie den Rettungsdienst:**
  (CH: 144 – EU: 112 – USA: 911).
- Den Verletzten nicht bewegen (ausser im Falle unausweichlicher Gefahr).
- Den Helm eines Motorradfahrers nicht abnehmen.

Halsschienengriff

Knien Sie sich hinter den Kopf des Betroffenen.
Legen Sie Ihre Ellenbogen auf Ihre Oberschenkel oder direkt auf den Boden.
Halten Sie den Kopf des Betroffenen mit beiden Händen.
Bleiben Sie in dieser Position bis zum Eintreffen des Rettungs-dienstes.

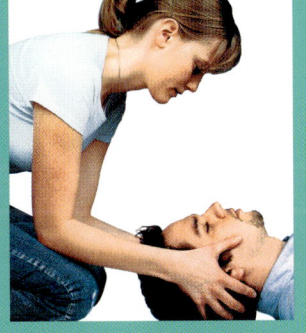

Knochenbruch

Man erkennt ihn an:

- starken Schmerzen
- Verformung der Extremität
- Schwellung
- Unfähigkeit, bestimmte Bewegungen auszuführen.

Falls im unmittelbaren Bereich des Bruches eine Wunde erkennbar ist, muss ein offener Bruch vermutet werden.

Massnahmen bei Knochenbruch

- **Alarmieren Sie den Rettungsdienst:**
  (CH: 144 – EU: 112 – USA: 911),
  insbesondere bei Verdacht auf einen offenen Bruch!
- Vermeiden Sie jegliche Bewegung der gebrochenen Gliedmassen.
- Kühlen Sie die Stelle allenfalls mit einem Eisbeutel.
- Schützen Sie die Wunden mit einem Verband.
- Unternehmen Sie keine selbständigen Versuche, die Extremität zu richten!
- Nichts zu trinken geben!

Wunde

Wie man sie behandelt:

- Schrammen und kleine Schnitte können vom Helfer selbst behandelt werden.
- Grosse und gefährlich gelegene Wunden (Gesicht, Hände, Gelenke, usw.), tiefe Wunden (z.B. Messerstiche) und Bisse (Infektionsgefahr) müssen einem Arzt gezeigt werden.

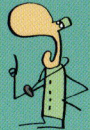

Gut zu wissen:
Amputation eines Fingers

Ein abgetrennter Finger (oder Teile davon) sollte in steriles Gewebe gewickelt und anschliessend in einen verschliessbaren Plastik- sack gelegt werden. Stecken Sie diesen danach in einen zweiten, mit Wasser und Eis gefüllten Plastiksack. Das abgetrennte Teil sollte nicht in direkten Kontakt mit Wasser oder Eis kommen!

Massnahmen bei Wunden

- Waschen Sie Ihre Hände und ziehen Sie Handschuhe über.
- Waschen Sie die Wunde unter fliessendem Wasser aus.
- Trocken Sie die Wunde durch Abtupfen mit sterilem Material.
- Desinfizieren Sie die Wunde mit handelsüblicher Desinfektionslösung.
- Legen Sie einen Schutzverband an.
- Die Wunde sowie deren Umgebung sollte möglichst nicht mehr bewegt werden.
- Beobachten Sie die Wunde, und achten Sie sich auf Veränderungen der Schmerzen, Rötung, Hitze und Schwellung (Anzeichen einer möglichen Infektion).
- Denken Sie an die Tetanus-Auffrischimpfung (Wundstarrkrampf), und zeigen Sie dem Arzt den Impfausweis des Betroffenen.
- Fremdkörper nie selbständig entfernen!

Verbrennung
Man unterscheidet:

Verbrennung 1. Grades
Merkmal: Rötung.
Konsultieren Sie einen Arzt, wenn die Verbrennung grossflächig ist und von Unwohlsein begleitet wird.

Verbrennung 2. Grades
Merkmal: Blasen.
Konsultieren Sie einen Arzt, wenn die Verbrennung grösser als die Handfläche des Betroffenen ist, oder wenn sie sich im Gesicht, an Gelenken oder an den Geschlechtsorganen befindet.

Verbrennung 3. Grades
Merkmale: verkohlte, lederartige Haut, bei Berührung gefühllos.
Konsultieren Sie auf jeden Fall einen Arzt!

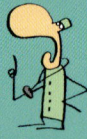

Gut zu wissen:
Verbrennungen durch Elektrizität

Durch Elektrizität verursachte Verbrennungen müssen immer einem Arzt gezeigt werden, auch wenn sie nur von geringem Ausmass sind. Die inneren Verletzungen können nämlich erheblicher sein, als es die Grösse der Wunde vermuten lässt.

Massnahmen bei Verbrennung

- **Selbstschutz!** Entfernen Sie die Hitzequelle.
- Kühlen Sie die Verbrennung schnell und lange unter **fliessendem Wasser**.
- An der Haut klebende Kleidung nicht entfernen!
- Kein Eis direkt auf die Brandwunde!
- Schützen Sie die Wunde auf dem Transport zum Arzt eventuell mit einem passenden Wundverband.
- Falls ein **ätzendes Produkt** in Kontakt mit der Haut oder den Augen kommt, diese ausgiebig mit Wasser spülen und einen Arzt aufsuchen.
- Falls sich die Wunde innerhalb der nächsten 24 Stunden rötet, heiss oder schmerzhaft wird, oder wenn der Betroffene nicht gegen Tetanus geimpft ist, sollte ein Arzt aufgesucht werden.

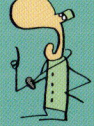

Richtig oder falsch?
Bei Verbrennungen nützt das Auftragen von Tomaten, Zahnpasta, Butter, Essig oder Kartoffeln

Falsch! Wasser ist das beste Mittel, um eine Verbrennung abzukühlen und ihr Ausmass einzuschränken. Die anderen Produkte können die Situation noch verschlechtern und eine Infektion der Wunde verursachen.

Schock

Verdacht darauf besteht bei:

- blasser und kalter Haut
- kaltem Schweiss
- intensivem Durstgefühl
- beschleunigtem Puls
- Unruhe, gefolgt von Verwirrung, Schläfrigkeit
- stetiger Verschlechterung des Allgemeinzustands.

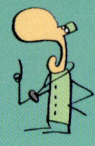

Gut zu wissen:
Ursachen eines Schocks

Der Schock ist ein Syndrom, welches eine schwere und akute Insuffizienz des Kreislaufsystems beschreibt. Er kann durch ein Herzversagen (z.B. Herzinfarkt), einer Verminderung des Blutvolumens (z.B. bedeutende innere Blutung) oder durch einen Anstieg des Fassungsvermögens der Gefässe (z.B. allergische Reaktion) verursacht werden. Der medizinische Begriff „Schock" wird von einem psychischen Stressereignis unterschieden, was im Volksmund auch als Schock bezeichnet wird.

Massnahmen bei Schock

- **Alarmieren Sie den Rettungsdienst:**
  (CH: 144 – EU: 112 – USA: 911).
- Legen Sie den Betroffenen auf den Rücken.
- Schützen Sie ihn vor Kälte, Regen und direkter Sonnenbestrahlung.
- Bei Erbrechen bringen Sie ihn in Seitenlage.
- Verliert der Betroffene das Bewusstsein, gehen Sie gemäss Reanimationsschema (Seite 13) vor.
- Nichts zu trinken geben!

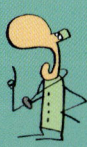

Gut zu wissen:
Warum nichts zu trinken geben?

Wenn der Betroffene das Bewusstsein verliert oder operiert werden muss, ist es von äusserster Wichtigkeit, dass sein Magen so leer wie möglich ist, um Erbrechen zu vermeiden, da dies zur Verstopfung der Atemwege führen kann. Der Rettungsdienst wird umgehend eine Infusion verabreichen, um dem Flüssigkeitsmangel effizient entgegenzuwirken.

Äussere Blutung

Zu beachten:

- Obwohl arterielle Blutungen oft schwerwiegender sind, können auch venöse Blutungen lebensbedrohlich sein: Was zählt, ist vor allem die verlorene Blutmenge. Ein schneller Verlust von 1 bis 1,5 Litern kann tödlich sein!
- Eine innere Blutung wiederum ist sehr viel schwieriger zu erkennen. Sie muss bei heftiger Gewalteinwirkung oder bei Bauchschmerzen in Erwägung gezogen werden, die mit einem Schock (Seite 58) einhergehen.
- Bewegen Sie den Betroffenen nicht und setzen Sie den Notruf ab.

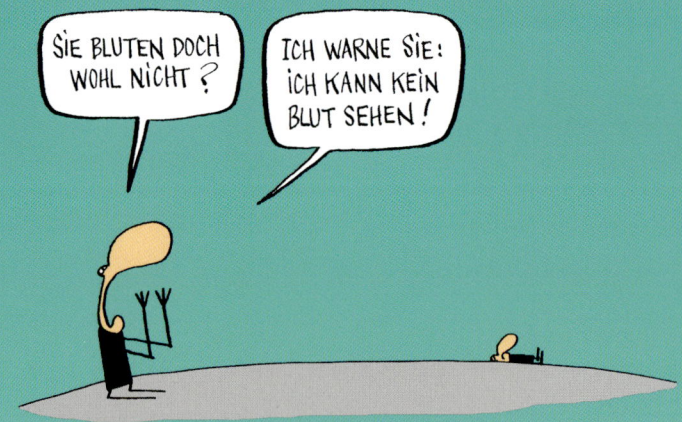

Massnahmen bei äusseren Blutungen

- **Schützen Sie sich vor Blut!** Ansteckungsgefahr! Benutzen Sie Latex- oder Vinylhandschuhe, einen Plastiksack o.ä.
- Legen Sie den Betroffenen hin.
- Drücken Sie direkt auf die Wunde.
- Legen Sie einen **Druckverband** an (siehe nächste Seite).
- Nicht abbinden!
- Blutdurchtränkte Verbände nicht abnehmen, sondern einen zusätzlichen Verband auflegen.
- Nicht abspülen!
- Allfällige Fremdkörper nicht entfernen!
- Nichts zu trinken geben!
- **Alarmieren Sie den Rettungsdienst:** (CH: 144 – EU: 112 – USA: 911) wenn die Blutung von Anfang an stark ist, die Blutung nicht gestoppt werden kann, Unwohlsein oder Bewusstseinsverlust auftreten.

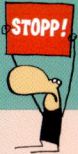

Achtung

Äussere Blutungen können durch Kleidungstücke verdeckt sein.

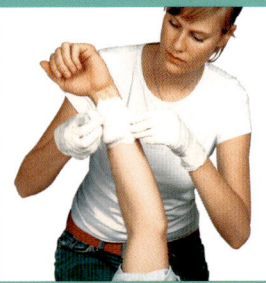

Der Druckverband

- Legen Sie, wenn möglich, eine Kompresse auf die Wunde.
- Legen Sie dann ein saugfähiges Material darüber.
- Legen Sie den Verband an, ohne diesen allzu straff anzuziehen (mit einer Binde oder einem gefalteten Dreieckstuch).
- Platzieren Sie einen abschliessenden Knoten über der Kompresse.

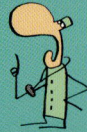

Gut zu wissen:
Nasenbluten (Epistaxis)

Bei Nasenbluten bitten Sie den Betroffenen, den Kopf nach vorn zu beugen und das blutende Nasenloch 10 Minuten zusammenzudrücken.

BEWEGEN SIE SICH NICHT, ICH SCHLAG DAS MAL NACH!